Dieta Vegana

Libro De Cocina De Recetas Veganas Para Desintoxicar Tu Cuerpo

(Sano Sin Ayunar)

Balbino Chávez

Publicado Por Jason Thawne

© **Balbino Chávez**

Todos los derechos reservados

Dieta Vegana: Libro De Cocina De Recetas Veganas Para Desintoxicar Tu Cuerpo (Sano Sin Ayunar)

ISBN 978-1-989749-66-1

Este documento está orientado a proporcionar información exacta y confiable con respecto al tema y asunto que trata. La publicación se vende con la idea de que el editor no esté obligado a prestar contabilidad, permitida oficialmente, u otros servicios cualificados. Si se necesita asesoramiento, legal o profesional, debería solicitar a una persona con experiencia en la profesión.

Desde una Declaración de Principios aceptada y aprobada tanto por un comité de la American Bar Association (el Colegio de Abogados de Estados Unidos) como por un comité de editores y asociaciones.

No se permite la reproducción, duplicado o transmisión de cualquier parte de este documento en cualquier medio electrónico o formato impreso. Se prohíbe de forma estricta la grabación de esta publicación así como tampoco se permite cualquier almacenamiento de este documento sin permiso escrito del editor. Todos los derechos reservados.

Se establece que la información que contiene este documento es veraz y coherente, ya que cualquier responsabilidad, en términos de falta de atención o de otro tipo, por el uso o abuso de cualquier política, proceso o dirección contenida en este documento será responsabilidad exclusiva y absoluta del lector receptor. Bajo ninguna circunstancia se hará responsable o culpable de forma legal al editor por cualquier reparación, daños o pérdida monetaria debido a la información aquí contenida, ya sea de forma directa o indirectamente.

Los respectivos autores son propietarios de todos los derechos de autor que no están en posesión del editor.

La información aquí contenida se ofrece únicamente con fines informativos y, como tal, es universal. La presentación de la información se realiza sin contrato ni ningún tipo de garantía.

Las marcas registradas utilizadas son sin ningún tipo de consentimiento y la publicación de la marca registrada es sin el permiso o respaldo del propietario de esta. Todas las marcas registradas y demás marcas incluidas en este libro son solo para fines de aclaración y son propiedad de los mismos propietarios, no están afiliadas a este documento.

TABLA DE CONTENIDO

Parte 1 1

Introducción 2

Capítulo 1: Recetas De Guiso Y Chile En Una Olla Vegetariana 3

Chile De Salchicha De Col Rizada Y Vegano 3

Chile De Tres Frijoles 5

Chile Jalapeño Vegano 7

Chili De Maíz Picante 9

Estofado Mexicano Vegetariano Picante 10

Chili De Frijoles Negros 12

Chile Vegano Chipotle 13

Estofado De Lentejas Al Curry 16

Chile De Coliflor 17

Chile Vegetariano Verde 19

Estofado De Calabaza Vegetariano 21

Calabaza Con Chile 23

Chile Cayena Vegano 25

Guiso De Frijoles Cayena Vegetarianos 27

Estofado De Tomate Y Frijoles Vegetarianos Salados 28

Chili De Pimiento Rojo Vegetariano 30

Capítulo 2: Recetas De La Sopa Vegan One Pot 32

Sopa De Zanahoria Y Verduras 32

Sopa De Col 33

Sopa De Arroz Salvaje 34

Sopa De Frijoles De Lima 35

Sopa Fácil De Tomate Y Cebolla 36

Sopa De Tofu Miso 37

Sopa De Verduras Con Cilantro 38

Cremosa Sopa De Maíz Vegetariana 39

Sopa De Jengibre 41

Sopa De Papa Vegana Cremos 42

Capítulo 3: Recetas Del Plato Principal De Vegan One Pot . 45

Cazuela De Enchilada De Camote 45

Cazuela Enchilada 46

Cazuela Mexicana Fácil Y Vegetal 47

Cazuela De Repollo 48

Pimientos Rellenos 50

Cazuela De Papas Vegetarianas 52

Garbanzos Al Curry Cremosos 54

Cena De Arroz Con Frijoles Negros 55

Cena De Calabacines Y Berenjenas Vegetarianas 56

Curry Verde Con Tofu Y Arroz 58

Parte 2 60

¿No Estás Seguro De Lo Que La Dieta Vegana Puede Hacer Por Ti? 61

Veganos Por El Planeta 64

Vegano Para Tu Cuerpo 65

Receta 1 – Avena Omfg 67

Receta 2 - You Panqueca, Yo Banana 69

Receta 3 - The Sándwich Poderoso Rawwrr 72

Receta 4 –Mejor Ser Pan De Banana 75

Receta 5 - ¡Una Rodaja De Este! 77

Recipe 6 –Huevos Revueltos 80

Receta 7 – Me Gustaría Cereales 81

Receta 8 - Batido 83

Receta 9 - ¡Arroz Con Leche! 84

Receta 10 – Ensalada De Frutas 86

Receta 11 - ¡Disfruta Esto! 87

Receta 12 - Lentejas, Lima& Curry 90

Receta 13 – Arroz Con Chiledulce 93

Receta 14 –Acompañar Mis Zanahorias Marroquíes 94

Receta 15 - Chile Sin Carne 96

Receta 16 - Pesto Presto 99

Receta 17 –Pásala Con Mijo 100

Receta 18 –Hamburguesa Ermahgerd 102

Receta 19 - Oumph My Gawd 104

Receta 20 - Dulce & Macizo 107

Receta 21 – Vegano Sabroso Horneado 108

Receta 22 - Mantenga La Calma Y ¡Salveseitan! 111

Receta 23 - Hummus (1 Tazón) 114

Receta 24 - Súper Verde 116

Receta 25 – Pasteles De Quinoa 117

Receta 26 – Espaguetis A La Boloñesa 119

Receta 27 - Súper Rojo 122

Receta 28 – Ajo Al Hajillo... 123

Receta 29 - ¿Bbq Vegano? ¿Bbq Vegano? 124

Receta 30 –Ensalada De Quinoa 126

Receta 31 - Rock & Summer Roll..................................... 128

Receta 32 - Síper Cremoso 131

Receta 33 - ¡Para Envolvernos! 133

Parte 1

Introducción

Este libro de cocina vegano contiene una variedad de sopas, guisos, chiles y otras comidas fáciles de hacer usando una olla o una olla de cocción lenta. Estas recetas vegetarianas de una sola olla son excelentes para los cocineros veganos principiantes o para los veganos que no tienen tiempo para cocinar una comida complicada. Todo lo que tienes que hacer es añadir los ingredientes en una olla y cocinar.

Este libro de cocina vegano, contiene una amplia gama de deliciosas recetas veganas que a todos los veganos les encantará. Buena suerte y esperamos que disfrutes de este libro de cocina vegetariana.

Capítulo 1: Recetas de guiso y chile en una olla vegetariana

Chile De Salchicha De Col Rizada Y Vegano

Ingredientes
2 cucharadas de aceite de oliva
1 taza de cebolla picada
1 taza de pimiento rojo picado
1 cucharada de ajo picado
1 (12.95 onzas) de paquete de salchicha vegana, picada
2 tazas de tomate picado
1/2 taza de vino blanco
2 cucharaditas de pimienta negra recién molida
1 cucharadita de sal
1 cucharadita de salvia molida seca
1 cucharadita de pimiento rojo picado
6 tazas de caldo de verduras estilo Vedge o caldo de vegetales sin sal
3 latas (de 15 onzas) de frijoles cannellini sin sal, enjuagados, escurridos y divididos
2 latas (15 onzas) de frijoles sin sal,

enjuagados, escurridos y divididos
2 tazas de col rizada
2 cucharadas de orégano fresco picado

Direcciones
Calentar un horno holandés grande a fuego medio-alto. Agregue el aceite a la sartén; agitar para cubrir. Agregue la cebolla y los siguientes 3 ingredientes - a través de la salchicha; Saltear 4 minutos.

Agregue el tomate y los siguientes 5 ingredientes, a través del pimiento rojo. Deje hervir y cocine hasta que el líquido se reduzca a la mitad durante aproximadamente 1 minuto.

Revuelva en el caldo. Combine 2 latas de frijoles canelini y 1 lata de frijoles rojos en un tazón mediano; mézclelos con un pasapurés. Agregue la mezcla de frijoles y el resto de los frijoles a la sartén.

Deje hervir a fuego lento y cocine por 5 minutos. Agregue la col rizada, tape y cocine a fuego lento por 5 minutos.

Espolvorear con orégano.

Chile de tres frijoles

Ingredientes
tacucharada de aceite de oliva
1 pimiento verde picado
1 pimiento rojo picado
1 pimiento morrón amarillo, picado
2 cebollas, picadas
4 dientes de ajo, picados
1 paquete (10 onzas) de espinacas picadas congeladas, descongeladas y escurridas
1 taza de granos de maíz congelados, descongelados
1 calabacín, picado
1 calabaza amarilla, picada
6 cucharadas de chile en polvo
1 cucharada de comino molido
1 cucharada de orégano seco
1 cucharada de perejil seco
1/2 cucharadita de sal
1/2 cucharadita de pimienta negra molida
2 latas (14.5 onzas) de tomates picados

con jugo
1 lata (15 onzas) de frijoles negros, enjuagados y escurridos
1 lata (15 onzas) de garbanzos escurridos
1 lata (15 onzas) de frijoles rojos, enjuagados y escurridos
2 latas (6 onzas) de pasta de tomate
1 lata (8 onzas) de salsa de tomate, o más si es necesario
1 taza de caldo de vegetales, o más si es necesario

Direcciones

Caliente el aceite de oliva en una sartén grande a fuego medio y cocine el aceite verde, rojo y amarillo.

Coloque la mezcla en una olla de cocción lenta. Agregue la espinaca, el maíz, el calabacín, la calabaza, la calabaza amarilla, el chile en polvo, el comino, el orégano, el perejil, la sal, la pimienta negra, los tomates, los frijoles negros, los garbanzos, los frijoles rojos y la pasta de tomate hasta que estén bien mezclados. Vierta la salsa de tomate y el caldo de verduras sobre los ingredientes.

Ponga la olla a fuego lento y cocine hasta que todos los vegetales estén tiernos, de 4 a 5 horas. Revise el condimento; si el chile es demasiado espeso, agregue más salsa de tomate y caldo de vegetales al grosor deseado.

Cocine de 1 a 2 horas adicionales para dejar que los sabores se mezclen.

Chile Jalapeño Vegano

Ingredientes
1/2 taza de agua hirviendo
1/2 taza de proteína vegetal texturizada
1 cebolla, picada
1/2 pimiento verde picado
1/2 pimiento rojo picado
1/2 pimiento amarillo, picado
1/2 Pimiento morrón anaranjado, picado
2 dientes de ajo, picados
1/2 taza de agua o 1/2 taza de caldo

vegetal
1 lata (19 onzas) de frijoles mezclados
1 lata (19 onzas) de frijoles rojos
2 latas (19 onzas) de tomates enteros, rebanados, jugo incluido
1 taza de maíz fresco o 1 taza de maíz congelado
1 pimiento jalapeño, cortado en rodajas (opcional)
1 -2 cucharadita de chile en polvo
1 1/2 cucharaditas de orégano seco
1 1/2 cucharaditas de comino molido
sal y pimienta al gusto
1/4 cucharadita de cayena

Direcciones

Verter el agua hirviendo sobre la proteína vegetal y dejar reposar hasta que se ablande.

Cocine la cebolla, los pimientos y el ajo en agua hasta que la cebolla esté clara, luego agregue los ingredientes restantes, incluyendo la proteína vegetal.

Cocine a fuego lento durante al menos 30 minutos.

Chili de Maíz Picante

Ingredientes
1 cebolla amarilla grande, picada
1 cucharada de aceite vegetal
4 dientes de ajo, cortados en dados (el ajo en polvo también funciona)
1 lata (15 onzas) de frijoles rojos
1 lata (15 onzas) de frijoles negros
1 lata (15 onzas) de frijoles pintos
2 latas (15 onzas) de tomates cortados en cubos
1 lata (4 onzas) de chiles verdes cortados en cubitos
1 bolsa (10 -16 onzas) de granos de maíz congelados
2 cucharadas de chile en polvo
1 cucharadita de comino
1 cucharadita de condimento cajún (opcional)
1 pizca de jengibre
salino
cayena en polvo

Direcciones
En una olla grande, saltee la cebolla en aceite vegetal hasta que esté casi clara. Añada el ajo y sofría durante 30 segundos.

Agregue todas las latas de frijoles, tomates y chiles, con sus jugos, a la olla.

Agregue el maíz y las especias a la olla. Revuelva bien y cocine a fuego lento durante 15-20 minutos.

Agregue especias al gusto.

Estofado Mexicano Vegetariano Picante

Ingredientes
1 lata (28 onzas) de tomates picados con chiles verdes
5 papas medianas, peladas y cortadas en cubos
2 zanahorias, picadas
1 tallo de apio, picado
4 1/2 tazas de agua
4 cubos de caldo vegetal

1 cucharada de aceite de oliva
1 cebolla grande, cortada en cubitos
4 dientes de ajo, picados
1 cucharada de chile en polvo
1 cucharada de comino
1 1/2 cucharadas de sal sazonada
1 lata (29 onzas) de maíz escurrido
Sal y pimienta al gusto

Direcciones
Coloque las papas, las zanahorias y el apio en una olla con suficiente agua ligeramente salada para cubrirlos y lleve a ebullición. Cocine unos 10 minutos, hasta que estén ligeramente tiernos. Escurrir y reservar.

Coloque las 4 1/2 tazas de agua y los cubos de caldo vegetal en una olla. Hierva y cocine hasta que los cubos de caldo se hayan disuelto. Retire del fuego y reserve.

Calentar el aceite de oliva en una olla grande. Saltee la cebolla y el ajo hasta que estén tiernos. Sazone con chile en polvo, comino y sal sazonada. Mezcle las papas, las zanahorias y el apio.

Cocine y revuelva por unos 2 minutos, hasta que esté bien caliente. Mezcle en el agua y la mezcla de cubitos de caldo disueltos, el maíz y los tomates cortados en cubitos con chiles verdes.

Deje hervir, reduzca el fuego y cocine a fuego lento por 45 minutos. Sazone con sal y pimienta al gusto.

Chili de Frijoles Negros

Ingredientes
16 onzas de salsa de tomate
8 onzas de frijoles negros
8 onzas de frijoles rojos oscuros
8 onzas de frijoles rojos ligeros
8 onzas de tomates picados
1 1/2 tazas cebollas
1 taza de maíz
2 cucharadas de chile en polvo

2 cucharaditas de comino
1 diente de ajo
1 cucharadita de pimienta de cayena
1 cucharadita de pimentón

Direcciones

Saltee las cebollas y el maíz juntos, agregue los condimentos, desglase la sartén con la salsa de tomate, agregue el resto de los ingredientes y cocine a fuego lento.

Chile Vegano Chipotle

Ingredientes
1 cebolla blanca, finamente picada
4 dientes de ajo, picados
1 -2 chiles de Anaheim, cortados en cubitos (y/o otros chiles medianos o suaves)
1 chile chipotle picado (opcional)
1/4 taza de tomate secado al sol ahumado, picado (opcional)
1 pimiento verde, cortado en cubitos
1 jalapeño, cortado en dados o 1/2 chile

habanero
4 cucharadas de chile en polvo
1 cucharada de cáscara de limón seca molida (opcional)
1 cucharadita de comino
1 cucharada de vegemite
1 cubo de caldo vegetal
1 cucharada de salsa de soja ligera
1 cucharadita de sal (o al gusto)
1 cucharadita de pimienta fresca molida (o al gusto)
2 tazas de caldo vegetal
2 (8 onzas) bloques de tofu extra firme
1 lata (15 onzas) de tomates cortados en cubos
1 lata (19 onzas) de frijoles pintos
1 lata (19 onzas) de frijoles rojos
1/2 taza de cilantro picado
2 cebollas verdes finamente picadas
1 aguacate
2 cucharadas de aceite de oliva
2 limas
5 tazas de arroz cocido o 5 tazas de pan de maíz para servir

Direcciones

SaSaltee la cebolla, el ajo y los pimientos en aceite de oliva durante unos 4 minutos hasta que las cebollas estén translúcidas. Subestime el número de chiles que agrega para calentar. Puede agregar más más tarde si no está lo suficientemente caliente para usted.

Agregue el chile en polvo, el chipotle y los tomates secos si se usan, el limón seco, el comino y el tofu o el sustituto de la carne y caliente en aceite, agregue más si el tofu o la carne de soja se pega a la sartén. Cocine hasta que el tofu esté ligeramente dorado, aproximadamente 5 minutos.

Agregue los condimentos restantes, Vegemite, caldo vegetal, sal y pimienta al gusto y un poco de caldo vegetal para disolver la base del caldo.

Una vez disueltos los condimentos, agregue la lata entera de tomates, incluyendo el jugo, los frijoles pintos y los frijoles rojos enjuagados y 2 tazas de caldo de verduras.

Lleve el chile a ebullición agregándole más líquido o caldo si lo desea, asegurándose de que no se pegue al fondo de la olla. Pruebe y ajuste los condimentos a su preferencia.

Regrese a fuego medio bajo y cocine de media hora a una hora para permitir que los sabores se fusionen y que el chile se espese.

Sirva con aguacate, cilantro y cebollas verdes en dados.

Estofado de lentejas al curry

Ingredientes
5 onzas de tomates guisados
1/8 taza de cebolla picada
2 tallos de apio, picado, con hojas
1/2 taza de lentejas secas
1 taza de agua
1/4 cucharadita de curry en polvo
3 dientes de ajo, picados

sal al gusto
pimienta negra molida al gusto
Direcciones
Mezcle las lentejas y el agua, deje hervir.

Baje el fuego para que hierva a fuego lento, agregue los tomates, la cebolla y el apio. Tape y deje hervir a fuego lento por 45 minutos.

Revise cada 15 minutos para remover, y agregue agua si es necesario. Añadir especias durante 15 minutos al gusto. Pruebe y vuelva a condimentar si es necesario antes de servir.

Chile de coliflor

Ingredientes
3 cucharadas de aceite vegetal
1 taza de mezcla de vegetales congelados (pimientos, cebollas, apio y perejil)
1 diente de ajo, machacado y picado
2 libras de coliflor fresca, cortada en ramilletes

1/2 libra de zanahorias, rebanadas
1 cucharadita de pimienta inglesa molida
1 cucharadita de sal sazonada
1 recipiente (32 onzas líquidas) de caldo vegetal
2 latas (14 onzas) de leche de coco
1 pizca de sal y pimienta negra molida al gusto

Direcciones

Caliente el aceite vegetal en una olla de 4 cuartos con una tapa ajustada a fuego medio-bajo. Cocine y revuelva las verduras en el aceite caliente hasta que estén casi tiernas, de 7 a 10 minutos; agregue el ajo y cocine hasta que estén fragantes, aproximadamente 1 minuto más.

Agregue la coliflor y la zanahoria a la mezcla de verduras; sazone con pimienta de Jamaica y sal sazonada. Vierta el caldo de verduras sobre la mezcla de verduras. Coloque la tapa en la olla y cocine las verduras hasta que estén blandas, de 30 a 45 minutos.

Coloque la mitad de las verduras en el

tazón de una licuadora con suficiente líquido para cubrirlas. Mantenga la tapa en su lugar con una toalla y una licuadora de pulso unas cuantas veces para que la mezcla se mueva antes de dejar que la licuadora haga puré de vegetales por completo.

Triturar las verduras restantes en la olla con un tenedor o un pasapurés hasta que no queden trozos grandes. Vierta la mezcla de puré de verduras en la olla con la leche de coco; revuelva. Sazone la sopa con sal y pimienta.

Chile Vegetariano Verde

Ingredientes
1cucharada de aceite vegetal
1 cebolla amarilla mediana, cortada en cubitos
1 taza de zanahoria rallada
1/2 taza de chile verde (asado, pelado y cortado en cubos)

3 dientes de ajo, picados
1/2 taza bulgur (molienda media)
2 cucharadas de chile en polvo
1 cucharada de comino molido
2 tazas de tomates frescos cortados en cubitos (aproximadamente 2 tomates medianos o 6 tomates ciruela)
1 1/2 tazas de salsa de tomate
1 lata (15 onzas) de frijoles rojos, escurridos y enjuagados
1.5 latas (15 onzas) de frijoles negros, escurridos y enjuagados
1 1/2 cucharaditas de sal kosher (al gusto)
cilantro fresco picado

Direcciones

Caliente el aceite en una olla grande y pesada a fuego medio-alto. Agregue la cebolla, las zanahorias y los chiles verdes y saltee, revolviendo a menudo, hasta que la cebolla esté suave y translúcida, aproximadamente 5 minutos. Añadir el ajo y saltear durante 1 minuto. Agregue el bulghur, el chile en polvo y el comino y revuelva hasta que estén bien combinados.

Agregue los tomates, la salsa de tomate y los frijoles. Deje hervir, luego reduzca el fuego, tape y cocine a fuego lento, revolviendo ocasionalmente, hasta que los frijoles estén tiernos, aproximadamente 1 hora.

Sazone con sal al gusto. Sirva con un poco de cilantro picado, si lo desea.

Estofado de calabaza vegetariano

Ingredientes
1 calabaza de bellota mediana, pelada y cortada en cubitos
1 taza de frijoles pintos, cocidos o enlatados
1 taza de agua
3 cucharadas de aceite de oliva
1 cebolla blanca grande, cortada en cubitos
1 cucharada de canela molida

2 cucharadas de chile en polvo
4 dientes de ajo machacado
1 cucharada de semillas de comino tostadas
2 cucharadas de jugo de limón fresco
4 tomates grandes - pelados, sin semillas y picados en trozos grandes
sal y pimienta al gusto

Direcciones

En una olla grande de fondo grueso, calentar el aceite de oliva y saltear la cebolla durante unos minutos. Agregue la canela y el chile en polvo y continúe salteando por otros 2 minutos.

Mezclar con el ajo y las semillas de comino, saltear durante 2 minutos más antes de añadir el zumo de limón y los tomates. Mezcle bien para que el estofado no se ponga demasiado grueso.

Revuelva la calabaza, los frijoles pintos y el agua en el guiso. Sazone con sal y pimienta al gusto. Deje que el guiso hierva a fuego lento durante 1 hora o hasta que la calabaza esté tierna.

Revuelva ocasionalmente durante toda la hora de cocción y añada más agua si es necesario. El guiso terminado debe tener una textura gruesa y agradable.

Calabaza con chile

Ingredientes
1 cebolla amarilla
1 zanahoria
1 pimiento morrón
1 cucharadita de aceite de oliva
2 a 3 dientes de ajo, picados
1 jalapeño, picado
2 cucharaditas de salsa de soya o tamari
2 1/2 cucharadas de chile en polvo suave
1 cucharadita de comino molido
1 lata (14.5 onzas) de tomates picados bajos en sal
1 1/2 tazas de puré de calabaza
2 tazas de caldo vegetal o agua
3 tazas de frijoles cocidos
1 cucharada de jugo de limón
Cubiertas: cilantro, cebolla picada, jalapeños, aguacate, tiras de tortilla.

Direcciones

CPique la cebolla, la zanahoria y el pimiento en trozos no más grandes que un frijol.

En una olla sopera grande, caliente el aceite a fuego medio. Añada la cebolla, la zanahoria y el pimiento y saltéelos hasta que empiecen a dorarse, unos 5 minutos.

Agregue el ajo, el jalapeño, la salsa de soya y las especias y cocine todo junto por otros 30 segundos.

Agregue los tomates, la calabaza, el caldo y los frijoles y revuelva para que todo se mezcle.

Baje el fuego, tape y deje que se cocine a fuego lento durante unos 15 minutos. Revuélvelo de vez en cuando.

Cuando termine de hervir a fuego lento, apague el fuego y añada el jugo de limón. Sirva de inmediato con sus ingredientes favoritos.

Chile Cayena Vegano

Ingredientes
cucharada de aceite de oliva o 1 cucharada de aceite de oliva en aerosol con sabor a cocina
1 cebolla amarilla grande, picada
2 cucharadas de chile en polvo
1 cucharadita de pimienta de cayena molida
1 cucharadita de orégano seco
1 lata (6 onzas) de pasta de tomate
1 lata (14 1/2 onzas) de tomates cortados en cubos
1 lata (14 onzas) de puré de tomate
1 1/2 tazas de agua
2 latas (14 1/2 onzas) de frijoles rojos oscuros, escurridos y enjuagados
2 tazas de migas de tofu con sabor a hamburguesa

Direcciones
Calentar el aceite en una olla mediana.

Agregue la cebolla y cocine tapada hasta que las cebollas estén suaves (aproximadamente 5 minutos).

Agregue el chile en polvo, la cayena, el orégano, todos los productos de tomate y el agua. Lleve a ebullición, luego cocine a fuego lento cubierto por unos 15 minutos.

Agregue los frijoles y las hamburguesas y cocine a fuego lento por unos 30 minutos.

Guiso de Frijoles Cayena Vegetarianos

Ingredientes
1 lata (14.5 onzas) de tomates triturados
2 tazas de granos de maíz fresco
1 taza de frijoles pintos secos
1 taza de frijoles negros secos
1 taza de garbanzos secos
1 cucharada de aceite de oliva
1 cebolla, cortada en dados
4 dientes de ajo, machacados
1 cucharadita de comino molido
1/2 cucharadita de canela molida
sal y pimienta al gusto
pimienta de cayena al gusto

Direcciones
Enjuagar y separar los frijoles pintos, los frijoles negros y los garbanzos. Colóquelo en un recipiente grande y cúbralo con agua. Remoje durante la noche.

Escurra los frijoles y colóquelos en una olla grande; cúbralos con agua. Deje hervir y cocine por 1 hora, o hasta que los frijoles estén tiernos. Puede ser necesario añadir más agua durante la cocción para evitar que se seque o se queme.

Caliente el aceite en una cacerola pequeña a fuego medio-alto. Saltee la cebolla y el ajo hasta que la cebolla esté transparente. Agregue el comino. A los frijoles se les añade la cebolla, el ajo y los tomates machacados.

Cocine a fuego lento durante 20 minutos. Agregue el maíz y la canela y cocine 15 minutos más. Sazone con sal, pimienta y cayena al gusto antes de servir.

Estofado de tomate y frijoles vegetarianos salados

Ingredientes
1 lata (16 onzas) de frijoles canelini
3 cucharadas de aceite de oliva
4 dientes de ajo, cortados en cuartos

1/4 taza de vino blanco
1 lata (14.5 onzas) de tomates picados en jugo
2 cucharadas de agua
1/4 cucharadita de pimienta negra molida
1 1/2 cucharaditas de salvia molida
1/2 cucharadita de tomillo seco
1 hoja de laurel
sal y pimienta (opcional)

Direcciones

HCalentar el aceite de oliva en una cacerola grande a fuego medio. Agregue el ajo y saltee hasta que esté ligeramente dorado.

Vierta el vino blanco y cocine a fuego lento por un minuto. Vierta los tomates con el jugo y el agua, y sazone con el pimiento, la salvia, el tomillo y la hoja de laurel. Deje hervir y deje hervir a fuego lento por unos 20 minutos.

Vierta los frijoles y cocine a fuego lento por otros 20 minutos más o menos, hasta que el guiso esté espeso y los sabores se hayan mezclado. Retire la hoja de laurel, sazone con sal y pimienta antes de servir.

Chili de pimiento rojo vegetariano

Ingredientes
4 tazas de frijoles rojos enlatados
1 cebolla amarilla grande, picada
2 pimientos rojos, picados
2 tomates grandes, picados
4 dientes de ajo, picados muy finos
2 latas (16 onzas) de salsa de tomate sin sal
2 pizcas de sal
3 pizcas de pimienta
3 pizcas de orégano
3 pizcas de albahaca
3 -5 pizcas de chile en polvo

Direcciones
Agregue los frijoles, las verduras, el ajo y las especias en una olla de cocción lenta. Pruebe el chile después de cocinarlo por un tiempo y ajuste las hierbas y especias para que se adapten a sus gustos.

Cocine por 6 horas. Revuelva ocasionalmente.

Sirva con arroz, chips de maíz, papas al horno o con queso de soja.

Capítulo 2: Recetas de la sopa Vegan One Pot

Sopa de zanahoria y verduras

Ingredientes
2 cucharadas de aceite de oliva virgen extra
1 cebolla pequeña, picada
1 zanahoria pequeña, pelada y cortada en rodajas finas
1 costilla de apio, cortada en rodajas finas
1/2 cucharadita de estragón seco
2 tazas de caldo de verduras
1/2 taza de vino blanco seco

Direcciones
Caliente el aceite en una cacerola mediana a fuego medio-alto. Saltee las cebollas hasta que estén tiernas, aproximadamente 5 minutos.

Añada lentamente las zanahorias, el apio y el estragón y continúe cocinando otros 5 minutos o hasta que las zanahorias estén tiernas.

Agregue el caldo de verduras y el vino y deje hervir. Reduzca a fuego lento y continúe cocinando por 15 minutos más. Servir caliente.

Sopa de col

Ingredientes
11/2 cabeza pequeña de col roja
1 cebolla roja
2 a 4 dientes de ajo
1 taza de lentejas rojas
3 tazas de agua
1/4 taza de salsa de soya
Pimienta al gusto

Direcciones
Corte la col roja en trozos de 1 pulgada. Picar la cebolla y picar el ajo.

Agregue los vegetales preparados junto con las lentejas rojas en la olla de una olla de cocción lenta de 2 cuartos. Agregue agua y salsa de soja y cocine a fuego alto por aproximadamente 2 horas, o hasta que las lentejas tengan la textura deseada.

Sazone con pimienta y sirva.

Sopa de Arroz Salvaje

Ingredientes
1/2 cucharadita de pimienta negra
2 cucharaditas de tomillo molido
6 puerros
1 cebolla grande, cruda
1 taza de garbanzos
2 taza de caldo de verduras
1 taza de arroz integral
1 taza de leche de coco
1 cucharadita de aceite de oliva

Direcciones
Prepare y cocine el arroz de acuerdo con las instrucciones del paquete, déjelo a un lado. Picar la cebolla y añadir en una

sartén, dorar la cebolla en aceite de oliva. Lave bien los puerros rebanados y elimine toda la suciedad.

Agregue los puerros a la cebolla y saltee hasta que se doren. En una olla de cocción lenta, agregue el caldo, los garbanzos y la leche de coco. Agregue la mezcla de puerro y cebolla. Luego agregue el arroz, el tomillo y la pimienta.

Cocine a fuego alto durante 40 minutos.

Sopa de Frijoles de Lima

Ingredientes
1 1/2 tazas de habichuelas baby lima secas, remojadas toda la noche
1 cebolla grande, picada en trozos grandes
1 lata (14 a 16 onzas) de tomates o 2 tazas de tomates frescos, picados o 2 tazas de salsa de tomate
1 cucharadita de salsa vegana Worcestershire
Sal y pimienta recién molida, al gusto
Salsa picante al gusto, opcional

Cilantro o perejil, picado, para adornar
Direcciones
Después de remojar los frijoles durante la noche, enjuague los frijoles de lima y agréguelos a la olla de cocción lenta con los tomates, la cebolla picada y suficiente agua para que haya por lo menos 2 pulgadas de líquido sobre los frijoles.

Ponga la olla a fuego lento a fuego lento y déjela por lo menos 9 horas. Después de 9 horas aproximadamente, verifique si los frijoles de lima están blandos. Si los frijoles no están blandos, suba el fuego a alto y cocine por otra hora.

Cuando los frijoles estén cocidos, agregue los condimentos y sirva. Si no hay suficiente líquido, añada más agua y cocine por otros 30 minutos.

Sopa fácil de tomate y cebolla

Ingredientes
1/2 tomate
1/4 de cebolla blanca

1/2 taza de cóctel de jugo de tomate y vegetales
sal y pimienta al gusto

Direcciones
En un procesador de alimentos o una licuadora, haga puré el tomate y la cebolla. Transfiera la mezcla a una cacerola pequeña, añada el jugo de verduras y sazone al gusto con sal y pimienta.

Llevar a ebullición y dejar cocer a fuego lento durante unos 10 minutos.

Sopa de Tofu Miso

Ingredientes
2 1/4 tazas de agua
2 onzas de tofu firme, cortado en cubos de 1/4 de pulgada
1 cucharada de pasta ligera de miso
2 cucharaditas de pasta de miso de cebada
1/2 taza de espinacas frescas, lavadas y

picadas
1 cebolla verde, cortada en rodajas finas

Direcciones
En una cacerola mediana, ponga el agua a hervir. Sirva con un cucharón 1/2 taza de agua hirviendo y reserve. Agregue el tofu. Reduzca el fuego a medio, tape y cocine de 1 a 2 minutos. Agregue la espinaca o la col china; cocine a fuego lento de 1 a 2 minutos, o hasta que las verduras estén tiernas. Retire la sopa del fuego.

Mezcle el miso blanco y el miso de cebada en el agua caliente reservada.

Revuelva en la sopa. Sirva en tazones y adorne con cebollín. Servir inmediatamente.

Sopa de verduras con cilantro

Ingredientes
4 zanahorias grandes, cortadas en trozos

de 1 pulgada
1/4 cebolla grande, picada
1 cuarto de caldo de verduras
1/2 taza de cilantro fresco picado

Direcciones
Coloque las zanahorias, la cebolla, el caldo de verduras y el cilantro en una cacerola grande.

Deje hervir y cocine hasta que las zanahorias estén tiernas, unos 10 minutos. Retirar del fuego y dejar enfriar ligeramente.

Haga puré la sopa hasta que esté suave, usando una licuadora o procesadora de alimentos. Vuelva a calentar antes de servir si es necesario.

Cremosa sopa de maíz vegetariana

Ingredientes
2latas (12 onzas) de maíz en grano entero
3 tazas de caldo de verduras

3 papas, cortadas en cubos
1 cebolla grande, cortada en cubitos
1 diente de ajo, picado
2 chiles rojos, picados
1 cucharada de chile en polvo
2 cucharaditas de sal
1 cucharada de hojuelas de perejil
pimienta negra al gusto
1 3/4 taza de leche de soja
1/4 taza de margarina
1 limón, jugoso

Direcciones
Coloque el maíz, el caldo de verduras, las papas, la cebolla, el ajo, los chiles rojos, el chile en polvo, la sal, el perejil y la pimienta negra en una olla de cocción lenta; tape. Cocine a fuego lento durante 7 horas.

Vierta la mezcla de verduras en una licuadora, llenando la jarra hasta la mitad. Sostenga la tapa de la licuadora con una toalla de cocina doblada y con cuidado encienda la licuadora usando unos cuantos pulsos rápidos antes de dejarla sobre el puré. Haga un puré en tandas hasta que esté suave y vierta en una olla limpia. Alternativamente, puede usar una batidora de palitos y hacer puré en la olla.

Una vez hecho el puré, se vuelve a poner en la olla de cocción lenta. Revuelva la leche de soya y la margarina a la mezcla; cocine a fuego lento por 1 hora más. Añadir el jugo de limón para servir.

Sopa de jengibre

Ingredientes
1 cucharada de aceite de oliva
1 taza de cebolla (picada)
3 dientes de ajo (picados)
4 tazas de zanahorias frescas (picadas)
1.5 cucharaditas de jengibre (recién rallado)
4 tazas de caldo vegetal (o agua)
1/4 taza de jugo de naranja
3 tazas de leche de arroz (o leche de soya)
Sal y pimienta al gusto
Direcciones

Saltee el aceite de oliva, las cebollas y el ajo en el fondo de una olla grande hasta que las cebollas estén translúcidas. Agregue las zanahorias, el jengibre y el caldo.

Hervir hasta que las zanahorias estén muy tiernas. Triturar cuidadosamente la mezcla en un procesador de alimentos o licuadora (estará caliente) o triturarla en la olla con un triturador de papas.

Vuelva a colocar la mezcla en la estufa. Calentar hasta que esté caliente y luego agregar el jugo de naranja y la leche de arroz. No hervir.

Sal y pimienta al gusto.

Sopa de papa vegana cremos

Ingredientes
2 cucharadas de aceite de oliva
1 taza de cebolla picada
1 taza de zanahoria picada
1 taza de apio picado

3 dientes de ajo, picados
4 papas rojas, peladas y cortadas en trozos de 1 pulgada
4 tazas de agua
4 cucharaditas de sal, dividida
2 tazas de leche de almendras
1 cucharadita de pimienta negra molida

Direcciones

Caliente el aceite de oliva en una olla grande a fuego medio. Agregue la cebolla, la zanahoria, el apio y el ajo; cocine y revuelva hasta que estén suaves, aproximadamente 10 minutos. Agregue las papas, el agua y 2 cucharaditas de sal.

Deje hervir, reduzca el fuego y cocine a fuego lento hasta que las papas estén muy tiernas, de 10 a 15 minutos.

Retire la olla del fuego y haga puré de la sopa con una licuadora de inmersión. Agregue la leche de almendras.

Vuelva a calentar la sopa y cocine hasta que esté bien caliente, unos 5 minutos.

Sazone con las 2 cucharaditas restantes de sal y pimienta.

Capítulo 3: Recetas del plato principal de Vegan One Pot

Cazuela de Enchilada de Camote

Ingredientes
1 batata mediana, cortada en rodajas finas
3 tazas de salsa para enchiladas
1 paquete (8) de tortillas de maíz
1/2 paquete de chorizo de soja
1 lata de frijoles negros escurridos, enjuagados

Direcciones
Corte el camote en rodajas, cocine a fuego lento con aceite y vierta 1/4 de la salsa de enchilada en el fondo, cubra la salsa con una capa de tortillas y cubra con 1/3 de chorizo, 1/3 de camote y 1/3 de frijoles negros.

Cubrir con otro cuarto de salsa. Repita la aplicación de capas dos veces más, cubra con la última capa de tortillas de maíz y unte el resto de la salsa por encima.

Cocine a fuego lento durante 4-5 horas.

Cazuela Enchilada

Ingredientes
2 calabacines, cortados en trozos de 1/2-1 pulgada
1 cebolla mediana, picada en trozos de 1/2-1 pulgada
1 pimiento morrón mediano, picado en trozos de 1/2-1 pulgada
3 a 4 dientes de ajo, picados
1 lata (28 oz) de tomates triturados
1 lata (15 oz) de frijoles negros escurridos
1 lata (15 oz) o 2 tazas de granos de maíz congelados
1 lata (15 oz) de frijoles pintos escurridos
1 lata (8 oz) de salsa de tomate picante
1 lata (6 oz) de pasta de tomate
1 lata (4 oz) de aceitunas negras rebanadas
1 1/2 cucharadas de chile en polvo
1 1/2 cucharadas de comino molido
1 cucharada de albahaca

1 cucharada de orégano
6 tortillas de maíz

Direcciones

Agregue todos los ingredientes a un recipiente grande, excepto las tortillas, y mezcle bien.

Ponga una capa de 1 ½ pulgada de la mezcla de frijoles/tomate/vegetales en el fondo de la olla de barro. Coloque 2 tortillas encima de la mezcla, rasgando o cortando para que quepan si es necesario.

Tomar un tercio de la mezcla restante y poner otra capa sobre las tortillas. Repita dos veces más, terminando con la mezcla de frijoles, tomate y vegetales en la parte superior.

Tape y cocine a fuego lento durante 5 horas.

Cazuela Mexicana Fácil y Vegetal

Ingredientes
3.5 taza de frijoles negros

1.5 taza de frijoles pintos
1 taza de cebolla picada cruda
3.5 taza de salsa
1.75 taza de arroz integral
2 cucharaditas de ajo en polvo
2 cucharaditas de cebolla en polvo

Direcciones

Combine todos los ingredientes en una olla de cocción lenta. Cocine 4 horas a fuego lento.

Cazuela de repollo

Ingredientes
4 tazas de repollo, picado o desmenuzado
1/2 taza de cebolla, cortada en cubos
3 dientes de ajo, picados
Lata de 28 onzas de tomates picados
4 tazas de arroz integral, cocido
2 cucharadas de margarina vegana de balance de tierra
1/2 taza de queso daiya vegetariano

1/2 taza de pan rallado vegetariano

Direcciones

Cocine el arroz integral para hacer 4 tazas de arroz cocido.

En una sartén, saltee la col, las cebollas y el ajo hasta que las cebollas estén transparentes. Una vez translúcido, añadir en la lata de tomates picados. Sazone con sal y pimienta al gusto. Deje cocinar a fuego lento hasta que los sabores estén bien combinados.

Precaliente el horno a 375F. En una cazuela honda, untar ligeramente con aceite el fondo del plato y luego esparcir la mitad de la mezcla de arroz integral en el fondo. Sobre el arroz, unte la mitad de la mezcla de col y repita.

En una fuente pequeña, calentar la margarina hasta que esté líquida. Mezclar esto con el pan rallado y el queso hasta que estén bien mezclados.

Vierta esto sobre la mezcla de col, y colóquela en el horno durante 45 minutos. Deje enfriar un poco antes de servir.

Pimientos rellenos

Ingredientes
6 pimientos rojos medianos
2 tazas de arroz integral cocido
18 oz. de tomates cortados de cocina enlatados
1 taza de maíz congelado, descongelado (o enlatado, escurrido)
1 cebolla mediana, picada
2/3 taza de frijoles negros secos, cocidos y escurridos
6 oz. de queso vegetariano
16 aceitunas kalamata picadas
1 cucharada de albahaca seca
3 dientes de ajo, picados
1 cucharadita de sal
1/2 cucharadita de pimienta
3/4 taza de salsa vegana para espaguetis
1/2 taza de agua
4 cucharadas de queso daiya vegano, dividido

Direcciones

Corte los pimientos y retire las semillas; déjelos a un lado. En un tazón grande, combine el arroz, los tomates, el maíz, la cebolla y los frijoles. Agregue el queso vegetariano, las aceitunas, la albahaca, el ajo, la sal y la pimienta. Poner con una cuchara en los pimientos.

Combine la salsa para espaguetis y el agua; vierta la mitad en una olla de cocción lenta de 5 cuartos. Añadir los pimientos rellenos. Cubra con el resto de la salsa. Espolvorear con 2 cucharadas de queso vegano.

Tape y cocine a fuego lento durante 3-1/2 a 4 horas o hasta que los pimientos estén tiernos y el relleno esté bien caliente.

Espolvoree con el resto del queso vegetariano y sirva.

Cazuela de papas vegetarianas

Ingredientes
6 dientes de ajo
sal al gusto
2 cucharaditas de pimentón
1/2 cucharadita de comino molido
1/4 cucharadita de pimienta de cayena molida
3/4 taza de cilantro fresco picado
3/4 de taza de perejil picado
1 limón, jugoso
3 cucharadas de vinagre de vino tinto
3 cucharadas de aceite de oliva
1 1/2 libras de papas rojas, rebanadas de 1/2 pulgada de grosor
1 pimiento rojo grande, cortado en trozos de 1 pulgada
1 pimiento amarillo, cortado en cuadritos de 1 1/2 pulgada
1 pimiento verde grande, cortado en trozos de 1 1/2 pulgada
4 tallos de apio, cortados en trozos de 2 pulgadas
1 libra de tomates, cada uno cortado en 8

gajos
2 cucharadas de aceite de oliva

Direcciones
Precaliente el horno a 350F.

Mezcle el ajo, 1/2 cucharadita de sal, pimentón, comino y cayena en un bol para procesadores de alimentos. Procese hasta que la mezcla forme una pasta. Agregue las hierbas, y pulse unas cuantas veces para mezclar. Agregue el jugo de limón, el vinagre y de 2 a 3 cucharadas de aceite de oliva; mezcle. Sazone al gusto con sal.

En un recipiente grande, combine las papas, los pimientos y el apio. Sazone con sal y mezcle con la salsa de hierbas. Transfiera a un recipiente para hornear grande y poco profundo. Esparcir los tomates entre la mezcla de papas. Rocíe de 1 a 2 cucharadas de aceite por encima y cubra con papel de aluminio.

Hornee durante 35 minutos. Retire el papel de aluminio. Continúe horneando hasta que los vegetales estén tiernos, de 20 a 30 minutos. Servir caliente.

Garbanzos al curry cremosos

Ingredientes
1 cucharada de aceite vegetal
1 cebolla, picada
1 lata (14.75 onzas) de crema de maíz
1 cucharada de pasta de curry
sal al gusto
pimienta negra molida al gusto
1/2 cucharadita de ajo en polvo, o al gusto
1 lata (15 onzas) de garbanzos, escurridos y enjuagados
1 paquete (12 onzas) de tofu firme, cortado en cubos
1 manojo de espinacas frescas, sin tallos
1 cucharadita de albahaca seca o al gusto
Direcciones
En un wok grande o sartén, caliente el aceite a fuego medio; saltee las cebollas

hasta que estén transparentes. Agregue la crema de maíz y la pasta de curry. Cocine, revolviendo regularmente, durante 5 minutos. Cuando revuelva, agregue sal, pimienta y ajo.

Agregue los garbanzos y añada el tofu. Agregue las espinacas y cubra. Cuando las espinacas estén tiernas, retirar del fuego e incorporar la albahaca.

Cena de Arroz con Frijoles Negros

Ingredientes
1 cucharada de aceite vegetal
1 cebolla, picada
1 lata (15 onzas) de frijoles negros, sin escurrir
1 lata (14.5 onzas) de tomates guisados
1 cucharadita de orégano seco
1/2 cucharadita de ajo en polvo
1 1/2 tazas de arroz integral instantáneo sin cocinar

Direcciones
En una cacerola grande, caliente el aceite a

fuego medio-alto. Agregue la cebolla, cocine y revuelva hasta que esté tierna. Agregue los frijoles, tomates, orégano y ajo en polvo. Ponga a hervir y agregue el arroz.

Tape; reduzca el fuego y cocine a fuego lento durante 5 minutos. Retire del fuego y deje reposar 5 minutos antes de servir.

Cena de calabacines y berenjenas vegetarianas

Ingredientes
1 berenjena, cortada en cubos de 1 pulgada
1/4 taza de aceite de oliva
1 taza de cebolla picada
5 dientes de ajo, picados
1/2 taza de arroz Basmati
1 calabacín, cortado en trozos grandes
1 pimiento rojo grande, picado
3 tomates frescos, cortados en cubos
1 taza de vino Marsala
1 1/2 tazas de agua
1/2 cucharadita de sal, o al gusto

1/4 cucharadita de hojuelas de pimiento rojo
1/4 taza de albahaca fresca picada
1/4 taza de perejil fresco picado
1 ramita de romero fresco, picado

Direcciones
Colocar la berenjena en un colador y espolvorear con sal.

Caliente el aceite de oliva en una olla grande o en una olla holandesa. Enjuague la berenjena y séquela con palmaditas. Saltee hasta que estén ligeramente dorados. Añada la cebolla y saltee hasta que quede transparente. Agregue el ajo y saltee de 2 a 3 minutos.

Agregue el arroz, el calabacín, el pimiento rojo, los tomates, el vino, el agua, la sal y las hojuelas de pimiento rojo.

Cocine a fuego medio-alto hasta que la mezcla alcance un punto de ebullición bajo. Reduzca el fuego y cocine a fuego lento por 45 minutos o hasta que los vegetales estén tiernos.

Retire del fuego y añada la albahaca, el perejil y el romero.

Curry verde con tofu y arroz

Ingredientes
1 1/2 tazas de agua
1 taza de arroz basmati crudo, enjuagado y escurrido
3 cucharadas de aceite de sésamo
1 paquete (14 onzas) de tofu firme empacado en agua, escurrido y cortado en cubos
1/4 cucharadita de sal
1 lata (10 onzas) de leche de coco
2 cucharadas de pasta de curry verde

Direcciones
Coloque el agua en una cacerola mediana y agregue el arroz. Lleve a ebullición. Tape, reduzca el fuego y cocine a fuego lento durante 20 minutos. Retirar del fuego, enfriar ligeramente y esponjar con un tenedor.

Calentar el aceite de sésamo en una cacerola mediana separada a fuego medio. Agregue el tofu. Revuelva ocasionalmente, fría unos 20 minutos, hasta que estén crujientes y ligeramente dorados. Sazone con sal.

En una cacerola pequeña, ponga a hervir la leche de coco. Mezclar con pasta de curry verde. Reduzca el fuego y cocine a fuego lento durante 5 minutos. Rocíe generosamente sobre el tofu y el arroz para servir.

Parte 2

¿No estás seguro de lo que la dieta vegana puede hacer por ti?

Mira, lo entiendo, eres un poco curioso como yo, tal vez acabas de ver uno de esos documentales impactantes y sorprendentes como Earthlings o Cowspiracy. Tal vez tu amigo de la clase de yoga te dijo que está llevando una dieta a base de plantas y de la que ahora quieres saber o de qué demonios se trata.

Innumerables veces he escuchado personas desechar la alimentación vegana por no ser saludable, sin nutrientes y por ser desagradable. No te preocupes porque ellos están equivocados.

Los alimentos veganos pueden ser muy deliciosos y muy rico en lo que su cuerpo necesita.

Si está comenzando con el veganismo, no tiene porqué forzarse congelar el pavo desde el primer día (si lo tiene en su congelador, no lo bote, ¿Okey?). Terminecon su dieta no vegana que tiene en casa, oregálela a sus amigos ovecinos si no quiere seguir con esto nunca más.

No tire la comida a la cesta, pienso que eso es innecesario y muy perjudicial para el planeta. Es mejor tomarlo con calma deshacerse del tocino y delqueso otro día,haga las cosas a su propio ritmo,tal vez conserve alimentos completamente libre de producto animal y comience.

¿Por qué no comenzar por la alimentación más importante del día, el desayuno y con una grandiosa alimentación a base de plantas?

¿Sin idea de cómo comenzar?¡Este libro lo iniciará! pero primero recapitulemos las razones del porqué las personas eligen productos de origen animal.

¿Se ha detenido a pensar de dónde proviene su alimentación?

Mis padres daban gracias al Señor y oraban por cada alimento que ponían sobre la mesa pero no sabían de dónde provenían. No es el Todopoderoso quien le traía a ellos su trozo de carne, era el tan amable vecino carnicero. Antes que eso, la carne era un animal vivo cuya vida no era la más feliz después de todo. Era sacrificado, tampocovivía en un lugar mágico como el de los paisajes Mongoles, probablemente era criado en una granja y asesinado cortándole el cuello. Si usted ha visto esos actos grotescos en los videos rodados en una granja y lugares de sacrificio, sabes de lo que hablo, eso no es agradable, no del todo. ¿Entonces por qué seguir apoyando eso?

¿Qué tal el queso y la leche? Eso es grandioso, ¿no? Bien , ¿HA visto esos pechos grandes en las madres que pueden alimentar a sus hijos? Imagine que la amarremos a otra mujer y la encerremos en una jaula, imagínesela encerrada. Entonces la forza a… okey, pararé aquí

. Por favor, no lo hagan, ya se que no tiene esa imagen, ¿cierto? La producción de lácteos es cruel.

Y dado que las vacas se mantienen preñadas todo el tiempo, se las separa de sus terneras muy pronto y se las obliga constantemente a producir leche hasta que son demasiado viejas y débiles, se podría argumentar que la producción lechera es actualmente peor desde el punto de vista ético que la producción de carne. ¡Jesús!, quiero saltar ya a esos increíbles panqueques veganos de plátano pero ten paciencia conmigo, si quieres.

Veganos por el Planeta

¿Estás listo para algunos números? ¡Muy bien, vamos! En 2017, la ganadería para la alimentación y la producción, también llamada ganado, causó alrededor del 14.5% de las emisiones globales de gaseslos cuales son más que todo el sector automotor [1]. Los gases de efecto invernadero, por cierto, son la fuerza impulsora detrás del cambio climático inducido por el hombre y el calentamiento global.

Ahora,a menos que estés pensando "¡Oh!, me gusta que sea agradable, cálido y huracanado", esto debería preocuparte un poco. Pero incluso si no lo hace, la agricultura animal tiene más efectos adversos en el ambiente.

La cría de ganado utiliza alrededor del 70% de las tierras agrícolas y causa la pérdida de

biodiversidad, deforestación y contaminación del agua [1].

Como puede ver, criar animales para nuesro consumo requiere de grandes cantidades de tierra y recursos teniendo un profundo impacto en el medio ambiente (¡piense acerca de las flatulencias de vaca!). No tiene que ser un genio para ver una solución. Eliminando los productos de origen animal de nuestra dieta, puede ayudar a combatir el cambio climático y a hacer un cambio positivo hacia un mejor futuro.

Vegano para tu Cuerpo

Okey, si lo dicho en relación a los animales y al ambiente no lo ha convencido, entonces ste si.Contrario a lo que muchas personas creen, una dieta vegana puede tener efectos positivos en su salud. Un veganocasi siempre es etiquetado como una persona flaca y enferma arrojando dudas e infundiendo pavor. Pero esos clichés son cosas del pasado,vea al entrenador y experto calisténico Frank Medrano, ese muchachose hizo muy fuerte como un Exterminador T-1000. ¿Crees que esto solo es posible con una dieta de pollo, aceite de pescado y un montón de batidos de proteína de suero? Incorrecto. Frank es 100% natural y es una prueba viviente de que puedes estar en el gimnasio y al mismo tiempo tener una dieta vegana.

De hecho, los veganos tienden a ser más delgados que su contraparte al comer carne, tienen menos colesterol y presión arterial, eso reduce su riesgo de enfermedades cardíacas [2]. Si bien una dieta bien balanceada que contenga todos los nutrientes requeridos es siempre importante, volverse vegano puede darle a su cuerpo el impulso extra de salud que necesita.

Un poco de exención de responsabilidad al final; si no está seguro de que su cuerpo pueda prosperar con una dieta vegana, comuníquese con su médico y solicite asesoramiento real. Alternativamente, puede reducir al mínimo la ingesta de productos de origen animal, pero de vez en cuando comer carne o algo más para estar más seguro. Pero sí va a completar la V, consulte primero a un médico.

No soy un profesional y todo lo que se presenta en este libro es solo para fines informativos. Ahora que lo hemos dejado de lado, pasemos al contenido de este libro. Señoras y señores, les presento...

Las Recetas

Parte I: Desauno

Receta 1 –Avena OMFG

¡Empecemos nuestro viaje con un verdadero clásico, esta harina de avena es fácily absolutamente deliciosa!

Los Ingredientes (1 Porción)

- ½ taza de avena en hojuelas.

- 1 taza de agua.

- 1 pizca de sal.

- 1 pizca de canela.

- 3.5 onzas de arándanos.

- ½ manzana fresca, picada (Granny Smith ocualquier otra "manzana verde")

- 3 cucharadas de almendras trituradas o avellanas.

Indicaciones

1. Mezcle el agua con la avena en una cacerola y agregue la sal y la canela. Hierva,

entonces baje el calor de nuevo. Cuidado con quemarlas.

2. Deje que la mezcla hierva a fuego lento sin tapa durante unos 3 o 4 minutos. Revuelva suavemente de vez en cuando y observe cómo la trama de la harina de

avena se espesa. Retire la sartén del fuego Y dejar que todo se enfríe un poco.

3. Coloca esa deliciosa bondad en un tazón y cúbrela con los arándanos, la manzana picada

y la almendra triturada o las nueces (y lo que sea que haga flotar).

4. DISFRUTE

Receta 2 - You Panqueca, Yo Banana

Es hora de las panquecas. No, no necesitas huevos para eso. ¡Los plátanos maduros funcionan bien y le dan a las panquecas un delicioso sabor en la parte superior!

Ingredientes (1 Porción)

- ½ tazade harina de almendra blanca.

- 1 banana pequeña muy madura.

- ¼ de taza de almendra o aceite de soya.

- 2 cucharadas de polvo de hornear.

- 2 cucharadas de aceite vegetal.

- 1 cucharada de azúcar morena (azúcar blanca también está bien).

- 1 pizca de sal.

- 1 cucharada de amaranto hinchado (opcional para más fluffiness).

- 1 pizca de canela (opcional pero deliciosa).

- Ingredientes opcionales: sirope de arce; canela y azúcar; yogurt de soya

Indicaciones

1. Mezcle la harina, el azúcar, la sal y el polvo de hornear en un tazón, machaca el plátano y revuélvelo junto con la leche de almendras y el aceite vegetal hasta que la mezcla esté bien

ligada. Opcional: si te gustan los panquecas más esponjosos, puedes intentar encontrar algunos

Amarantos inflados y agregar 1 cucharada a la mezcla.

2. Caliente una sartén pequeña a fuego medio. Incluso podrías conseguir

algunos de esos impresionantes moldes de panquecas de hierro fundido. Encontrar el calor adecuado puede ser un dolor de cabeza, eso depende totalmente de su estufa o de los sartenes, pero con un poco de práctica encontrarás tu punto dulce rápidamente.

3. Coloque una cucharada grande de masa para panqueques en la sartén y asegúrese que la masa esté

bien distribuida. Dentro de 2 o 3 minutos, aparecerán burbujas y la superficie en la

panqueca. Entonces sabes que es hora de dar la vuelta. Cocine el otro lado paor

otros 2 minutos.

4. Coloque la panqueca terminada en un plato y repita los pasos anteriores con la

lo restante. Una vez que todos las panquecas estén listas, agregue la cobertura de su preferencia.

¡Me encanta la panqueca con canela y azúcar, pero usted podría no gustarle el jarabe de arce,o simplemente tenerlo todo!

5. ¡Disfrute!

Receta 3 - The Sándwich Poderoso RAWWRR

¡No lo hace más simple que esto,pero el sándwich es mega sabroso y súper nutritivo!

Ingredientes (1 Porción)

- 2 rebanadas de pan tostado (preferiblemente pan tostado o levadura).

- ½ aguacate.

- 1 batata.

- 1 paprika roja.

- 1 tomate.

- 2 hojas de lechuga.

- unas cuantas hojas de perejil

- sal & pimienta.

- un poco de aceite vegetal.

Indicaciones

1. Antes de asar el pan, debes freír la batata en rodajas finas. Corte alrededor de cuatro a seis rebanadas del medio de la batata y coloque la pieza restante.

Darle vuelta en tu nevera. ya que las rebanadas serán la carne de tu sándwich. Fríalos en una sartén

con el aceite vegetal hasta que estén blandos y dorados por ambos lados. Voltear las

rebanadas en la sartén regularmente.

2. Mientras que las rebanadas de batata se fríen suavemente, corte el aguacate y cúbralo.

Una mitad en un tazón pequeño, machaque el aguacate con un tenedor y agrega un poco de sal y

pimienta. Si te sientes aventurero, puedes agregar algunos hojuelas de chile.

3. Asar el pan y cortar una o dos rodajas de tomate y un par de anillos delgados de

la paprika, saque la batata de la sartén y deje que las rebanadas se enfríen por unos

minutos.

4. Extienda aproximadamente la mitad de la pasta de aguacate en una rebanada de pan tostado. Añade la

lechuga encima de la pasta de aguacate, ponga las rodajas de batata en la lechuga

seguido del tomate y el pimentón. Rematecon un poco de sal y pimienta, agregue el

perejil. Esto le dará al sándwich un sabor aún más fresco. Añada el resto

de la pasta de aguacate en la segunda rebanada de pan y completa tu sándwich.

5. ¡Disfrute!

Receta 4 –Mejor Ser Pan de Banana

Más exquisiteces de plátanos, ¡Yay! Este pan es suave y va bien con mermelada o fruta fresca.

Los Ingredientes (1 Pan).

- 1 taza de harina de avena.
- ½ taza de harina de coco.
- 1 cucharada de cacao crudo.
- 1 cucharadita de kanel.
- 1 cucharadita de bakpulver.
- 1/2 cucharadita de sal.
- 2,5 plátanos maduros.
- 1 cucharada de aceite de coco.
- 1 cucharadita de vainilla en polvo.
- ⅓ taza de leche de almendras o leche de soya.

- almendras trituradas o avellanas como cubierta.

Indicaciones

1. Precaliente el horno a 400 ° F (o a 200 ° C).

2. Aplaste los plátanos.

3. Mezclar todos los ingredientes secos en un tazón.

4. Agregue todos los demás ingredientes a la mezcla.

5. Si la mezcla es demasiado líquida, agregue un poco de harina de avena adicional.

6. Engrasar el molde para pan con un poco de margarina vegana o extender y rellenar la masa.

Asegúrate de que esté distribuido uniformemente. Añada las almendras trituradas o avellanas en la parte superior

7. Coloque el molde para pan en la rrejilla

más baja del horno y hornee por aproximadamente 20 a 30 minutos. dependiendo de su sartén u horno. Recomiendo revisar la corteza y consistencia interior después de 20 minutos.

8. Saque el pan y deje que se enfríe antes de cortarlo.

9. ¡Disfruta con un poco de mermelada o mantequilla de maní, o ambos!

Receta 5 - ¡Una rodaja de este!

¡Y otro pan! Este es también es del tipo suave e incluso se puede disfrutar sin temor gracias a las diversas nueces y frutas que contiene.

Ingredientes

(1 pan)

- ¾ tazas de harina de coco.

- 1 taza de harina de avena.

- 1 ½ tazas de agua tibia.

- 1 manzana roja mediana, rallada.

- 2 zanahorias pequeñas, ralladas.

- ½ taza de pasas.

- 2 cucharadas de aceite de oliva.

- ½ taza de avellanas machacadas.

- ½ taza de semillas de girasol.

- ½ taza de semillas de lino.

- 1 ½ cucharadas de polvo de cáscara de psyllium.

- 1 ½ cucharadas de semillas de cáscara de psyllium.

- 2 cucharaditas de sal.

- 2 ½ cucharaditas de bicarbonato de sodio.

- 1 cucharada de vinagre de manzana.

Indicaciones

1. Precaliente el horno a 425 ° F (o 220 ° C).

2. Mezclar los ingredientes secos en un tazón.

3. Mezcle el agua, el aceite y el vinagre, las pasas, la manzana rallada y las zanahorias en otro tazón.

4. Vierta la mezcla seca en el recipiente con líquidos y mezcle rápidamente hasta obtener una masa homogénea pero pegajosa. Dejar reposar durante unos 10 minutos. El masa se levantará durante ese tiempo.

5. Coloque la masa en un molde para pan, hornee y cubra la superficie con un poco de

harina de avena adicional. Ahora es el momento para el horno. Hornear durante unos 80 minutos.

6. Saque el pan del molde y déjelo enfriar en la cocina antes de

cortarlo.

7. Disfruta tu porción de cielo. ¡Esto debería durar un par de desayunos!

Recipe 6 –Huevos Revueltos

¡Muy bien, lo sé, lo sé. Basta ya de esas cosas dulces. También soy más de un tipo de persona que le gusta el desayuno salado. Y quién sabía que el tofu puede transformarse en huevos revueltos, falso que no,

sólo se ve igual que el original pero son igual de sabrosos!

Los ingredientes (1 porción)

- 70 g de tofu medio duro.

- 50 g de tofu de seda.

- 1 cucharada de aceite vegetal.

- ½ cucharadita de cúrcuma.

- sal & pimienta.

Indicaciones

1. Aceite la sartén y caliéntela lentamente a fuego medio.

2. Machaca el tofu en la sartén con un tenedor hasta que tenga el tamaño deseado para tus falsos huevos revueltos.

3. Sazona los trozos de tofu con la cúrcuma hasta que todo esté bien, hasta que agarren un amarillo como los propios huevos revueltos. Agrega un poco de sal y pimienta y fríe el tofu durante unos 5 minutos.

4. Disfruta con un poco de aguacate sobre las tostadas y un poco de perejil fresco encima.

Receta 7 – Me Gustaría Cereales

Tengo un alemán en mí, así que tengo que mencionar a Müsli. Cereales saludables para la victoria. Olvidé los Copos de maíz y bocanadas de chocolate y toda esa basura azucarada. ¡El verdadero Müsli es mucho mejor para ti!

Ingredientes (1 Porción)

- ⅓ taza de avena enrollada.

- 2 cucharadas de amaranto inflado.

- 2 cucharaditas de semillas de chía.

- 3 cucharadas de nueces picadas.

- ½ taza de leche de soya, almendra o avena.

- 1 kiwi.

- ½ manzana.

- 2 oz de frambuesas.

- 1 pizca de canela.

Indicaciones

1. Mezcle la avena, el amaranto, las semillas de chía y las nueces machacadas en un tazón.

2. Corta el kiwi y la manzana a la mitad.

3. Agregue la bebida de leche vegana de su elección a la mezcla seca.

4. Agregue la fruta y las bayas y cúbralo con una pizca de canela para un sabor extra.

5. ¡Disfruta del ze Müsli como un verdadero alemán!

Receta 8 - Batido

A veces hay que ir rápido. Este batido puede incluso prepararse la noche anterior y guardarse en la nevera durante la noche.

Ingredientes (1 Porción).

- ¾ taza de leche de almendra, soya y avena.

- 1 aguacate.

- 1.5 onza de espinacas baby.

- ½ limón.

- 3.5 onzas de mango.

- 2 cucharaditas de jengibre recién rallado.

- 1 cucharadita de jarabe de agave.

- 1 cucharada de aceite de coco.

Indicaciones

1. Abra y corte el aguacate (incluso puede usar la semilla para cultivar la suya propia).

2. Poner todos los ingredientes en una licuadora, exprima en el jugo de limón y mezcle todo.

3. Vierta su batido en un vaso y cúbralo con unos copos de coco antes de servir.

4. ¡Disfrute de tu bondad verde!

Receta 9 - ¡Arroz con leche!

Me encanta el pudín de arroz con leche, es tan bueno con azúcar y canela. Aquí está la variante vegana: Los ingredientes (1 porción)

- 1 taza de arroz pegajoso (también se conoce con el nombre de arroz glutinoso).

- 2 tazas de agua.

- 1 canela entera.

- ½ cucharadita de sal.

- 3 tazas de leche de almendras.

- 1 cucharadita de azúcar morena.

- 1 pizca de canela.

Indicaciones

1. Vierta el agua en una olla y agregue el arroz, el palito de canela y la sal, suba el fuego hasta que hierva el agua, vuelva a bajar el fuego a media llama y cocine con la tapa casi cubriendo toda la olla (deje un pequeño espacio a un lado). Cocine durante 10 minutos sin remover nada en lo absoluto.

2. Compruebe si el arroz ha absorbido toda el agua, si no lo ha hecho, continúe cocinando por un un par de minutos hasta que todo el líquido haya sido absorbido por el arroz.

3. Agregue la leche de almendras, vuelva a colocar la tapa y deje que la leche se cocine

a fuego lento durante unos 40 minutos.

4. Vierta el budín de arroz con leche en un tazón y espolvoree un poco de azúcar morena y la canela en la parte superior para un gusto extra. Opcionalmente puedes agregar un poco de manzana picada.

5. ¡Disfrute!

Receta 10 – Ensalada de Frutas

¡Otra muy fácil para la gente tan perezosa como yo. Vitaminas, bebé!

Ingredientes (1 Porción)

- ½ manzana.

- 1 onzade mora.

- 1 onza de fresas.

- 1 fruta kiwi.

- ½ naranja.

- 1 melocotón.

- 1 onza de uvas rojas sin semillas.

- 1 onza de uvas verdes sin semillas.

- ½ limón.

Indicaciones

1. Corte la manzana, el kiwi y el melocotón en pedazos pequeños, pele las frutas antes si gusta.

2. Lave las uvas y las bayas y córtelas por la mitad, o más pequeñas si lo desea.

3. Ponga las frutas en un tazón. Exprima las mitades de naranja y limón antes de agregar el jugo a las frutas.

4. ¡Disfrute!

Receta 11 - ¡Disfruta esto!

Si le gusta el pan, entonces ama embadurnarlo! Esta deliciosa variedad sabe increíble en masa fermentada fresca en un pan.

Ingredientes (1 Porción)

- 2 cucharadas de aceite de girasol.
- 1 ¾ de onza de semillas de girasol.
- 1 onza de berenjena.
- ½ onza de jugo de limón.
- 0.2 onza de cebollas picadas.
- 0.2 onza de pimiento rojo picado.
- ⅛ de manzana.
- 2 cucharadas de jugo de manzana.
- 1 cucharadita de pasta de tomate.
- 1 cucharadita de azúcar.
- Sal y pimienta.
- Algunas especies de albahaca, orégano y romero.

Indicaciones

1. Hierva las semillas de girasol en una olla grande con agua durante unos 15 minutos. Esto hará que las semillas se abomben.

2. Mientras hierven las semillas, corte la berenjena, la manzana y el pimiento en rebanadas finas. Ase suavemente cada ingrediente en una sartén.

3. Después de que las semillas hayan hervido durante 15 minutos, vierta el agua y triture las semillas con una batidora de mano.

Agregue cuidadosamente los jugos y el aceite de girasol y continúe.

Mezcle la liga hasta que sea agradable y cremosa.

4. Agregue las rodajas de berenjena, manzana y pimiento, así como la pasta de tomate. Mezcle un poco más hasta que tengas una crema.

5. Sazona todo con sal, pimienta, azúcar y las otras especias.

6. Disfrute lo preparado y ponga un poco de pan de masa fermentada o baguette. ¡Umm!

Las Recetas

Parte II: Almuerzo

Receta 12 - Lentejas, Lima& Curry

¡Tiempo para el Almuerzo! ¡Comencemos por un delicioso curry!

Ingredientes (2 Porciones)

- 2 porciones de arroz.

- ½ taza de lentejasrojas y secas.

- ½ cebolla.

- 1 cabeza de ajo.

- ½ cucharada de jengibre fresco rallado.

- ½ cucharadade aceite de oliva fresco.

- ½ cucharadita de Sambal Oelek.

- 1 cucharadita de pasta de tomate.

- ¼ cucharada de curry.
- 1 taza de caldo de vegetales.
- 7 onzasde leche de coco.
- ¼ de cabeza de coliflor.
- 4 ½ onza de tomates Cherry.
- ½ lima.
- 1 onza de espinaca baby.
- ⅕ de taza de anarcados sin sal.
- Sal and pimienta

Indicaciones

1. Hervir el arroz de acuerdo con las instrucciones del paquete. Puedo recomendar conseguir una olla arrocera, ¡ellosmandan!

2. Lave las lentejas.

3. Pele y pique la cebolla. Pele y ralle el jengibre.

4. Freír suavemente la cebolla y el Sambal Oelek en un poco de aceite en una olla grande. Presione el ajo y revuélvalo junto con el jengibre, el curry y la pasta de tomate. Añada las lentejas, la leche de coco y el caldo de verduras. Deje hervir mientras revuelve continuamente, luego deje que hierva a fuego lento bajo una tapa durante 10 minutos.

5. Cortar la coliflor en trozos más pequeños. Añádalos en la olla y cocine por otros 10

minutos.

6. Corte los tomates por la mitad y la lima en trozos.

7. Sazone el curry con sal y pimienta y agregue las espinacas y los tomates.

8. Sirva el curry de lentejas con arroz y remate con la lima y los anacardos.

9. ¡Disfrute!

Receta 13 – Arroz con ChileDulce

¿Suficiente del curry? ¡Pruebe un poco de frito con salsa de chile dulce!

Ingredientes (2 Porciones)

- ⅔ taza de arroz Basmati.
- ½ zanahoria.
- ½ pimiento rojo.
- 4 onzas de guisantes dulces.
- 1 cebolla tierna.
- 1 cucharada de aceite vegetal.
- ¾ de cucharadas de salsa de soya.
- 2 cucharadas de salsa de chile dulce.
- Sal y pimienta.

Indicaciones

1. Hierva el arroz de acuerdo con las instrucciones en el empaque.

2. Pele la zanahoria. Corte el pimiento, la

zanahoria, los guisantes y la cebolla tierna en

tiras.

3. Fría las verduras con el aceite en un sartén grande durante unos 3 minutos, sazone bien con sal y pimienta. Añada la salsa de soya.

4. Añada el arroz cocido y la salsa de chile dulce, revuelva bien hasta que todo esté mezclado totalmente.

5. Sirva y disfrute!

Receta 14 –Acompañar mis Zanahorias Marroquíes

Esta ensalada súper fácil se prepara rápidamente y sabe increíble.

Ingredientes (2 Porciones)

- 2 libras de zanahorias baby.

- 2 cucharadas de aceite de oliva.

- 3 cabezas de ajo.

- ¾ tazas de cilantro picado.

- 1 cucharada de jugo de limón exprimido.

- 1 cucharada de Harissa Spice en polvo.

- 1 cucharadita de sal.

- 2 cucharaditas de comino molido.

Indicaciones

1. Precaliente el horno a 425 ° F (220 ° C).

2. Lave las zanahorias y corte las en mitades largas. Mezcle las zanahorias con el aceite de oliva en un tazón para que estén bien engrasadas.

3. Coloque las zanahorias en una bandeja para hornear y hornéelas a la mitad del horno durante aproximadamente 15 minutos. Las zanahorias deben quedar un poco crujientes y marrones por fuera y suaves en la mitad. Deje que se enfríen después.

4. Corte los dientes de ajo, mézclelos con el cilantro y las especias con el jugo de

limón.

5. Una vez que las zanahorias se hayan enfriado, mezcle con el aderezo de cilantro.

6. ¡Sirva y disfrute su ensalada de zanahorias saludable y baja en calorías!

Receta 15 - Chile Sin Carne

¡Un clásico hecho vegano! ¡Bueno como el pecado!

Ingredientes (2 Porciones)

Para el plato principal:

- ½ cebolla.

- ½ cabeza de ajo.

- ½ pimiento rojo.

- ½ lata de tomates triturados.

- 1 ½ de tomates frescos.

- 4.5 onzas de habas de riñón.

- 2 onzas de maíz dulce.

- 3 cucharadas de pasta de tomate.

- ½ pimiento de chile.

- 1 ½ cucharadas de paprika molida.

- ½ cucharadita de albahaca (seca o fresca).

- 7 onzas de tofu.

Para la marinada:

- 3 cucharadas de salsa de soya.

- 2 1/2 cucharadas de aceite de oliva.

- ½ cucharaditas de mostaza.

- Sal y pimienta.

- Un poco de agua.

Las instrucciones

1. Comience con la marinada de tofu. Mezcle la salsa de soya con el aceite de oliva y la mostaza en un tazón y sazone con

sal y pimienta. Desmenuce el tofu con un tenedor y mezcle con la marinada. Deje en remojo durante al menos una hora. También podrías marinar el tofu la noche anterior.

2. Pele y pique la cebolla y el ajo. Enjuague los frijoles, lave y corte el pimento bello, el pimiento, los tomates y el chile.

3. Saltear las cebollas y el ajo en aceite de oliva en una sartén grande. Añada el tofu marinado y fríalo hasta que esté agradable y crujiente.

4. Agregue el pimiento bello cortado en cubitos, los tomates triturados, los trozos de tomate frescos, el tomate en pasta, el chile y el maíz dulce. Añadir un poco de agua y dejar cocer a fuego lento.

Calor medio durante 20 minutos.

5. Sazone bien con las especias y siga cocinando a fuego lento hasta que el chile alcance un buen sabor.

Consistencia muy cremosa.

6. ¡Sirva con un poco de pan de masa fermentado y disfrute!

Receta 16 - Pesto Presto

¿Alguna vez has deseado tu propio Pesto? ¡Ahora es la oportunidad!

Ingredientes (2 porciones)

- 1 ¾ onzade piñones.

- 1 onza de nueces.

- ⅓ taza de aceite de oliva.

- 1 ½ onza de albahaca.

- ½ cucharadita de sal.

- 1 cucharada de levadura nutricional.

Indicaciones

1. Caliente un sartén a fuego lento. No le agregue ningún aceite o grasa. Ase suavemente las

nueces y los piñones sin quemarlos.

2. Coloque las nueces asadas en un frasco alto y agregue la albahaca, la sal y el aceite de oliva antes de mezclar todo con una batidora de mano (o un equipo similar). Mezcle hasta que estén suaves o pegajosas.

3. Agregue la levadura nutricional para darle al Pesto algo de cremosidad y sabor extra.

4. Sirva con algunos espaguetis o la pasta que más te guste (solo asegúrate de que

no tenga huevos en ella).

Receta 17 –Pásala con Mijo

¡El Mijo es un súper alimento! Contiene una gran cantidad de buenos micronutrientes y va bien con muchas verduras. Así como esto:

Ingredientes (2 porciones)

- 9 onzas de Mijo.

- 3 ½ tazas de agua.

- 1 cebolla.
- 1 calabacín.
- ½ berenjena.
- 1 pimiento rojo.
- 4 cucharadas de aceite de oliva
- 2.8 onzas de pasta de tomate.
- 2 cucharadas de orégano seco.
- 1 onza de brotes de alfalfa.
- 1 ½ onzas de avellanas asadas.
- Sal y pimienta.

Indicaciiones

1. Llene una olla con el agua y agregue ½ cucharadita de sal y el Mijo. Lleve a ebullición, luego reduzca a fuego lento y deje cocer a fuego lento durante unos 22 minutos. Revuelva de vez en cuando.

2. Pele y pique la cebolla. Lave el calabacín y la berenjena, corte en trozos más

pequeños.

Lave y pique el pimiento.

3. Calentar unas 3 cucharadas de aceite de oliva en una sartén y sudar suavemente las

verduras durante unos 5 minutos. Agregue el orégano y la pasta de tomate, luego fría por un minuto y seguir revolviendo. Condimentar con sal y pimienta.

4. Agregue la mezcla y sazone un poco más.

5. Servir con brotes de alfalfa y avellanas troceadas espolvoreadas encima.

6. ¡Disfrute!

Receta 18 –Hamburguesa Ermahgerd

¡Finalmente algo familiar! Fríjoles negros son geniales para hacer empanadas. Aquí ten enseño cómo:

Ingredientes (2 Porciones)

- 1 taza de fríjoles negros.

- ¼ cebolla roja grande.

- 1 diente de ajo pequeño.

- ⅕ taza de perejil picado.

- ¼ cucharadita de sal.

- ¼ de chile rojo.

- ⅕ taza de semillas de calabaza trituradas.

- 0.5 onza de harina de papa.

- Un poco de aceite vegetal para freír.

- 2 bollos de hamburguesa de tu preferencia (solo asegúrate de que sean veganos).

- Un poco de lechuga, tomate, cebolla y salsas de su preferencia para la hamburguesa.

Indicaciones

1. Enjuague los frijoles negros antes de triturarlos con un tenedor en un recipiente.

2. Combine el puré de frijoles con los otros ingredientes. Añada la harina de patata al final.

3. Forme dos empanadas y fríalas en aceite durante unos 3-4 minutos por cada lado.

4. Sirva con los panes y agregue todas las cosas buenas que le gustaría a su hamburguesa.

5. ¡Disfrute!

Receta 19 - Oumph my Gawd

¿Qué diablos es Oumph? Este delicioso y nuevo producto a base de soya fue inventado en el Norte.de Europa y ahora ha hecho su camino desde Suecia a las tiendas de Estados Unidos.

Pruébalo en lugar de un tofu u otras carnes falsas, mi sugerencia es tener en una exótica ensalada de fideos Cristal.

Ingredientes (2 Porciones)

Para la ensalada:

- 3.5 onzas de fideos Cristal.
- 4.5 onzas de cebolla tierna.
- 7 onzas de col rizada.
- 9 onzas de zanahorias.
- 5.5 onzas de azúcar para guisantes.
- 1 manojo de cilantro fresco.
- 1 cucharada de aceite de Colza.
- 10 onza de Oumph.
- 8 onza de mango cortado en cubos.

Para el aderezo:

- ½ chile rojo.
- 1 cucharada de jengibre.
- 1 diente de ajo.
- 2 cucharadas de aceite de Colza.
- ½ cucharadita de jarabe de Agave.

- 1 lima.

Indicaciones

1. Prepare y hierva los fideos Cristal de acuerdo con las instrucciones en el empaque.

Después, manténgalos bajo agua fría para enfriarlos y colóquelos en un recipiente grande.

2. Lave la cebolla tierna y córtela en tiras más pequeñas. Lave la col rizada y quite los

tallos antes de cortar las hojas. Pele las zanahorias y rállelas.

Pon azúcar a los guisantes y córtalos por la mitad. Lave y pique el cilantro. Mezcle todo

con los fideos Cristal escurridos.

3. Pique el chile rojo en trozos pequeños. Pele y ralle el jengibre, triture el

ajo. Mezcle con aceite, sirope de agave y

zumo de lima. Añada a los fideos y mezcle todo.

4. Calentar un poco más de aceite en una sartén y freír los trozos de Oumph durante unos 4 minutos.

Revuelva continuamente.

5. Serva la ensalada de fideos Cristal en un tazón y remate con las piezas de mango y

Oumph frito.

6. ¡Disfrute!

Receta 20 - Dulce & Macizo

¡Esta es rápida y fácil, ¡pero es tan delicioso!

Ingredientes (2 Porciones)

- 1 libra de batata.

- 10 onzas de tofu ahumado.

- aceite vegetal.

- 4 cucharadas de salsa vegana BBQ.

- sal y pimienta.

Indicaciones

1. Precaliente el horno a 400 ° F (200 ° C).

2. Lave la batata antes de cortarla en trozos pequeños. Aceite y sazone las Cuñas con 2 cucharadas de aceite vegetal, sal y pimienta. Distribúyalos uniformemente en una bandeja para hornear y póngalo en el horno durante unos 20 minutos. Cuando las Cuñas esten suaves por dentro y doradas, ya están listas.

3. Corte el tofu en pequeñas tiras. Caliente el aceite restante en una sartén y fría el tofu en rodajas crujientes a cada lado.

4. Sirva el tofu y las batatas con su salsa vegana de barbacoa favorita.

5.¡ Disfrute!

Receta 21 – Vegano Sabroso Horneado

¡Simple, simple, simple. Verduras en el horno!

Ingredientes (2 Porciones)

Para las verduras:

- 7 onzas de batata.
- 7 onzas de calabacín.
- 4 zanahorias.
- 2 cebollas rojas.
- 2 dientes de ajo.
- 2 cucharadas de aceite de oliva.
- Sal y pimienta.

Para el aderezo:

- 2 cucharadas de Tahini (pasta de Sésamo).
- 4 cucharadas de jugo de limón.
- 2 dientes de ajo triturados.
- 4 cucharadas de aceite de oliva.
- Sal y pimienta

Indicaciones:

1. Precaliente el horno a 425 ° F (220 ° C).

2. Lave las verduras y pele las que quiera, déjelas sin piel (me gustan mis batatas) con su concha, otros no lo hacen. La cuestión es de gusto, en realidad). Corte las batatas, Zanahorias y calabacín en rodajas finas de color rosado. Cuartee las cebollas y pique el ajo.

3. Mezcle todas las verduras con aceite (excepto los tomates), sazone y coloque uniformemente en una bandeja de horno.

4. Cocine las verduras en el horno a un nivel medio durante unos 40 minutos y hasta que las partes interiores estén blandas y las partes externas empiecen a dorarse o esten crujientes. Corte los tomates por la mitad y añádalos a las verduras. Deje por otros 15 minutos.

5. Mezcle el tahini, el jugo de limón, el ajo triturado y 4 cucharadas de aceite de oliva para hacer cama. Condimentar con sal y

pimienta.

6. Deje que las verduras se enfríen un poco antes de agregarle el aderezo. Servir y rematar con unas semillas de girasol tostadas si quieres.

7. ¡Disfrute!

Receta 22 - Mantenga la Calma y ¡SalveSeitan!

No te preocupes, no convocaremos a ningún demonio aquí. Saitan es una carne rica en proteínas, a base de trigo.. La parte más grande de Seitan es real y con Gluten, así que si eres intolerante, mejor mantente alejado de esta receta. Mientras que puedes comprar Seitan ya hecho es mejor, aquí te mostraré cómo hacerlo tu mismo. En esta receta específica, te mostraré cómo hacer salchichas seitanas.

Los Ingredientes (2 Porciones)

Para las salchichas:

- 5 onza de gluten.

- 2 cucharadas de harina de garbanzos.
- 4 cucharadas de levadura nutricional.
- 2 cucharadas de mejorana seca.
- 1 cucharadita de cebolla en polvo.
- ½ cucharadita de pimienta negra molida.
- 1 cucharadita de sal.
- 2,3 onza de tofu ahumado.
- 2 dientes de ajo,triturado.
- 1 taza de agua.

Para la salsa:

- ½ libra de ketchup.
- ¼ de taza de agua.
- 1 cucharada de salsa.
- 2 2 cucharadas de curry en polvo.
- ½ cucharadita de pimienta de cayena molida.

Indicaciones

1. Precaliente el horno a 400 ° F (200 ° C).

2. Mezcle el gluten, la harina de garbanzo, la levadura nutricional, la mejorana, la cebolla en polvo, la sal y la pimienta. Aplaste el tofu ahumado con una pasta y agréguelo a la mezcla de gluten con el ajo triturado y el agua. Amasar todo creando una masa. Déjelo reposar por un par de minutos, amase un poco más.

3. Formar una masa y añada 4 salchichas. Enrolle cada salchicha firmemente en un poco de papel de aluminio y hornee durante unos 25 minutos.

4. Para la salsa agregue todos los ingredientes en una olla. Caliente y deje cocer a fuego lento durante aproximadamente 1 minuto.

5. Corte las salchichas en trozos y sirva con la salsa.

6. Disfrute de la "salchicha curry" al estilo alemán. (¡Sorpresa!)

Las Recetas

Parte III: Cena

Receta 23 - Hummus (1 tazón)

Se está haciendo tarde. ¡Hora de la cena! Pasemos la noche con un verdadero clásico y una de mis comidas favorita de todos los tiempos. Va perfecto con cualquier cosa, especialmente como un baño.

Ingredientes

- 8 onzas de garbanzos previamente cocidos (generalmente vienen enlatados).

- Un poco de agua.

- 2 cucharadas de aceite de macadamia (el aceite de oliva también sirve).

- 1 diente de ajo.

- 1 cucharadita de jugo de limón.

- 1 cucharadita de tahini (pasta de sésamo).

- 1 cucharadita de chile en polvo.

- 1 cucharadita de polvo de pimentón molido (suave).

- Un poco de sal y pimienta.

- Opcional: cilantro fresco.

Indicaciones

1. Escurra los garbanzos pero mantenga un poco de agua de la lata o guárdela en un recipiente aparte. Coloque los garbanzos en un frasco o en un tazón alto donde mezclarás el hummus.

2. Saque el ajo y agréguelo a los garbanzos con el aceite, el jugo de limón, el tahini y las especias.

3. Combine todo con un batidor (o dispositivos similares) y agregue lentamente algo

de agua hasta que el hummus quede cremoso. Usted puede decidir cuán cremoso o espeso el hummus debería estar, pero no lo hagas demasiado líquido.

El cilantro fresco es opcional, Lo recomiendo.

4. Consejo: si deja que el hummus permanezca en la nevera durante la noche, el sabor será aún mejor y más intenso al día siguiente. ¡Ummmmmm!

5. Servir con verduras al horno o pan fresco. Traigo el hummus con todo.

6. ¡Disfrute de su bondad cremosa!

Receta 24 - Súper Verde

¿Qué está caliente y verde y cabe en un tazón?

Ingredientes (2 tazones)

- 1 cebolla pequeña.

- 1 diente de ajo.

- 1 cucharada de aceite de colza.

- 1 ⅓ tazas de caldo de verduras.

- ½ taza de crema de coco.

- 7 onza de espinacas picadas.

- 3 onza de guisantes verdes.

- sal y pimienta.

Instructiones

1Pele y pique la cebolla y el ajo. Saltee en una olla grande con un poco de aceite. Vierta el caldo y la crema de coco. Ponga a hervir.

2. Agregue las espinacas, los guisantes y sazone con un poco de sal y pimienta. Deje que hierva a fuego lento un poco antes de mezclar todo con una batidora de mano.

3. Servir con un poco de perejil fresco y un buen pan.

4. Enjoy!

Receta 25 – Pasteles de Quinoa

El Quinoa es otro súper alimento y ya los incas conocían sus beneficios. Así es como

se hacen algunas empanadas deliciosas

con él.

Ingredientes (2 Porciones)

- 7 onzas de Quinoa.

- 2 cebollas rojas.

- 1 manojo de perejil.

- 2 cucharaditas de mostaza.

- 2 cucharaditas de goma de algarrobo (agente espesante).

- 1 cucharadita de pimentón dulce en polvo.

- 3-4 cucharadas de aceite de oliva.

- sal y pimienta.

Indicaciones

1. Comience a cocinar el Quinua en una olla grande. Hierva hasta que la estera se abra y la

el Quinua sea agradable y suave. Escurra luego para que solo quede el Quinua cocido.

2. Pele y corte las cebollas en cubos finos. Lave el perejil y pique las hojas.

3. Combine el quinua con la goma de algarroba, mostaza, perejil, cebolla y el

polvo de pimentón. Amasar todo en una masa gruesa (como lo haría con

las empanadas de carne). Condimentar con sal y pimienta.

4. Forma unas 10 empanadas más pequeñas y fríalas en una sartén con el aceite de oliva a fuego medio.

Fría cada lado durante unos 4 minutos hasta que estén doradas.

5. Sirva con salsa de su elección (¿Escuché, ummmmmm?)

6. ¡Disfrute!

Receta 26 – Espaguetis a la Boloñesa

Otro clásico simple y favorito de los niños

hecho vegano.

Ingredientes (2 Porciones)

- 5 ½ onza de espaguetis.
- ½ cebolla grande.
- 1 diente de ajo.
- ¼ de zanahoria.
- ⅕ taza de aceite de oliva.
- 1 cucharadita de orégano seco.
- 1 cucharadita de albahaca seca.
- 4 onza de tofu duro.
- 2 cucharadas de pasta de tomate.
- 1 cucharada de azúcar.
- 1 tärningar grönsaksbuljong.
- 7 onza de tomates triturados.

Indicaciones

1. Cocine los espaguetis de acuerdo con las

instrucciones del empaque (un poco de pasta de tomate y un unos minutos más).

2. Corte el ajo y la cebolla y ralla la zanahoria.

3. Machaque el tofu en pequeñas migajas con un tenedor.

4. Calentar una sartén y asar suavemente el ajo, la cebolla y la zanahoria. Añada la albahaca seca y el orégano.

5. Agregue el tofu desmenuzado, la pasta de tomate y el azúcar. Fríadurante unos 3 minutos y revuela constantemente.

6. Agregue los tomates triturados y mezcle la salsa antes de dejar que se cocine a fuego lento por otros 3 minutos

7. Sirva los espaguetis con la salsa y agregue un poco de albahaca fresca para la decoración.

8. ¡Disfrute!

Receta 27 - Súper Rojo

¡Más sopas para todos!

Ingredientes (2 tazones)

- ½ cebolla.

- 2 cucharaditas de aceite vegetal.

- 2 tazas de caldo de verduras.

- un poco menos de ½ taza de lentejas rojas.

- 2 cucharaditas de pimentón molido (suave).

- 14 onzas de tomates triturados (enlatados).

- 2 dientes de ajo.

- 2 cucharaditas de vinagre de vino tinto.

- ½ cucharadita de tomillo molido.

- ½ cucharadita de albahaca molida.

- 1 cucharadita de sal.

Indicaciones

1. Pele y pique la cebolla. y saltee en una olla con el aceite.

2. Agregue el caldo, las lentejas, los tomates triturados y el pimentón molido.

3. Coloque una tapa en la olla y deje que todo se cocine durante unos 15 minutos. Añada el ajo triturado y la sopa con las especias adicionales y sal.

4. ¡Disfrute con un buen pan!

Receta 28 – Ajo al Hajillo

Este es para la gente perezosa, es tan ridículamente fácil que duele un poco. Sin embargo, me encanta disfrutar de la mantequilla de ajo, ¡así que necesito compartir esto contigo!

Ingredientes

- ½ taza de margarina vegana o vegana para untar.

- 2 dientes de ajo.

- 2 cucharadas de cebollín o perejil recién picado.

- sal y pimienta.

Las instrucciones

1. Deje la margarina fuera por un tiempo para que se ablande a temperatura ambiente.

2. Pele y pique el ajo en trocitos.

3. Mezcle el ajo y las cebolletas / perejil con la margarina / extienda, luego sazone con sal

y pimienta.

4. Eso es básicamente todo. ¿Fácil, verdad?

5. Disfruta con pan o maíz asado o lo que sea que le haga sentir bien. ¡Ummmm!

Receta 29 - ¿BBQ Vegano? ¿BBQ Vegano?

La mayor tentación de comer carne de

nuevo siempre viene en tres letras: BBQ. Cuando tu o tus amigos saben como hacer la barbie con ese olor a carne, grasa y especias llenan el aire, todo lo que se puede imaginar es esa jugosa hamburguesa. ¡Pero no te asustes! Hay alternativas para ti, si quieres mantener el rumbo.

Ingredientes (1 Porción)

- 2 mazorcas de maíz.
- 2 cebollas.
- 1 paquete de tofu ahumado.
- 1 pimiento rojo.
- 1 calabacín.
- 2 cucharadas de aceite de oliva.
- Manteca de ajo vegana (vea arriba).
- sal y pimienta.

Indicaciones

1. El maíz: golpee un poco la mantequilla

de ajo vegana en las mazorcas y póngalas en la barbacoa. Gire regularmente.

2. Los pinchos vegetarianos: Cortar las cebollas en dados con el tofu. Corte cuñas pequeñas sin pimienta. Corte el calabacín (alrededor de un dedo de ancho). Corte las verduras en dos y haga pinchos sobre el sador para barbacoa. Marinar las verduras con el aceite y sazonar con sal y

pimienta. Gire hasta que estén doradas o asadas. Siva con un poco de salsa vegana de barbacoa o lo que le guste.

3. ¡Disfrute!

Receta 30 –Ensalada de Quinoa

El Quinua no sólo es buena con empanadas, sino también en las ensaladas.

Ingredientes (2 Porciones)

- 7 onzas de Quinoa.
- 1 pimiento rojo.

- 1 aguacate.

- 3 onzas de tomates Cherry.

- 1 ensalada de cebolla.

- 1 cucharada de aceite de oliva.

- 1 cucharada de jugo de limón.

- 1 cucharadita de Sambal Oelek.

- Sal y pimienta.

- 1 manojo de perejil fresco.

Indicaciones

1. Llene una olla con aproximadamente 5 tazas de agua. Añada una pizca de sal. Hierva el Quinoa hasta que la estantería se abra y las semillas se hayan ablandado. Vierta el agua que queda en un recipiente y deje que la Quinua gotee en un colador.

2. Pique la ensalada de cebolla en rodajas pequeñas. Corte los tomates y el aguacate por la mitad y corte el pimiento. Corte la "carne" del aguacate en cubitos.

3. Pique un poco de perejil y mezcle con el aceite de oliva, el jugo de limón, el Sambal Oelek, la sal y la pimienta. Mezcle este aderezo con la Quinoa y agregue las verduras.

4. Servir con hojas de perejil fresco encima.

5. ¡Disfrute!

Receta 31 - Rock & Summer Roll

Los rollos de verano, también conocidos como rollitos de primavera vietnamitas, son un éxito en cada cena y se pueden hacer veganos fácilmente.

Ingredientes (Todo lo que Puedes Comer)

Para los rollos:

- Envoltorios de papel de arroz (redondos y secos).

- fideos Cristal.

- pimientos rojos.

- Ensalada de cebollas.
- zanahorias.
- Pepinos.
- Tofu.
- Perejil fresco y cilantro.

Para la salsa de maní:

- ¼ taza de crema de cacahuate cremosa.
- 13.5 onzas de leche de coco (enlatada).
- 1 cucharada de salsa de soya.
- 1 cucharadita de pasta de Curry rojo.
- Opcional: hojuelas de chile.

Indicaciones

1. Precaliente el horno a 400 ° F (200 ° C). Hornee el tofu en tiras del tamañodel dedo hasta que estén doradas.

2. Mientras el tofu está en el horno, corte todas las verduras en tiras muy finas.

Cocine también los fideos Cristal de acuerdo con las instrucciones del empaque.

3. Para la salsa: combine todos los ingredientes en una cacerola a fuego medio. Remueva

ocasionalmente mientras cocinas por unos minutos.

4. Sirva los rollos de papel de arroz: coloque un plato hondo y ancho sobre la mesa y llénelo con agua caliente (no tanto como para quemarse los dedos). Por cada rollo, ponga un papel de arroz, envuélvalo, métalo en el agua y déjelo remojar hasta que esté suave y flexible. Esto no debería tomar más de un minuto. Coloca el rollo de papel de arroz en un plato y agrega todas las cosas buenas que quieras en tu rollo de primavera. Envuélvalo en un pequeño paquete de bondad.

Agregue la salsa de maní dentro del rollo.

5. ¡Disfrute y comparte con amigos!

Receta 32 - Síper Cremoso

¡Suficiente de lo rojo y lo verde, obten un poco de crema!

Ingredientes (2 tazones)

- 4.5 onzas de setas.
- ¼ de cebolla.
- ½ dientes de ajo.
- 2 tazas de caldo de verduras.
- 2 cucharadas de aceite de oliva.
- 1 cucharada de harina de trigo.
- 1 pizca de hojuelas de chile.
- 1 cucharadita de jugo de limón.
- 1 cucharadita de hierbas mezcladas, picadas (perejil, albahaca, etc.)
- Sal y pimienta.
- 1 ensalada de cebolla.
- ½ taza de crema de coco.

Indicaciones

1. Pele y pique la cebolla, presione el ajo. Lave y corte los champiñones en pequeños piezas.

2. Fría la cebolla, el ajo y los champiñones en una olla grande con aceite de oliva durante aproximadamente 5 minutos.

3. Agregue la harina y revuelva bien. Agregue el caldo de verduras, sal, pimienta y chiliflakes, el jugo de limón y el resto de las especias elegidas. Revuelva bien.

4. Dejar hervir unos 10 minutos. Revuelva de vez en cuando.

5. Mezcle la sopa con una batidora eléctrica o de mano.

6. Lave y corte la ensalada de cebolla en rodajas. Añada la crema de coco a la

sopa y lleve a la ebullición final.

7. ¡Sirva y disfrute con un buen pan!

Receta 33 - ¡Para envolvernos!

¡Wow! ¡Llegaste a la última receta. El gran éxito. Vamos a cerrar con una fácil y sabrosa

cena que nos envuelve para la victoria!

Ingredientes (2 envolturas)

- 2 tortillas a envolver.
- 4 cucharadas de extensión vegana o margarina.
- 1 puñado de lechuga u otra ensalada.
- 2 aguacates.
- 2 rábanos de piel roja.
- Algunas cebollas rojas en escabeche.
- Sal y pimienta.
- perejil fresco.

Indicaciones

1. Corte la carne del aguacate en rodajas

más finas. También rebane los rábanos.

2. Extienda un poco de margarina en la envoltura. Añada la ensalada, las rebanadas de aguacate, las rodajas de rábano y las cebollas en escabeche. Sazone con un poco de sal y pimienta.

Rematar con algo de fresco.

¡Perejil!

3. ¡Enrolle y disfrute!

www.ingramcontent.com/pod-product-compliance
Lightning Source LLC
LaVergne TN
LVHW011947070526
838202LV00054B/4840